APRENDE A QUERERTE

Las claves para encontrar el equilibrio en tu vida

Por Esther Brun

Traducido por Laura Bernal Martín

Salud y bienestar   en50MINUTOS.es

¿CÓMO APRENDER A QUERERSE?

- **¿Problemática?** Cuando tenemos una mala imagen de nosotros mismos, aprender a quererse parece especialmente complicado. ¿Cómo acallar las críticas internas y pensar que nosotros también podemos vivir en consonancia con nosotros mismos y ser felices?
- **¿Metas?** Sentirnos mejor con nosotros mismos y con los demás.

Hablar de amarse a sí mismo puede parecer incómodo. De hecho, no estamos acostumbrados a hacerlo y enseguida lo equiparamos con el narcisismo. Sin embargo, saber apreciarse no significa adorarse ni considerarse perfecto o superior. Quererse es demostrar que nos respetamos y que somos condescendientes con nosotros mismos. Ante todo, es aceptarse y reconocer tanto nuestros puntos débiles como nuestros puntos fuertes.

A menudo tendemos a no prestarle atención a la imagen que tenemos de nosotros mismos, llegando incluso al punto de maltratarla sin darnos cuenta. Además, nos resulta mucho más fácil señalar nuestros defectos que nuestras cualidades. Sin embargo, querernos a nosotros mismos nos permite ser conscientes de nuestro valor y de nuestras capacidades: es lo que hace posible que podamos avanzar y superar los desafíos, además de sentirnos satisfechos y alcanzar lo que deseamos.

Ocuparse de uno mismo tampoco significa cerrarle la puerta

a los demás, ¡al contrario! Solo al mantener una relación armoniosa con nosotros mismos podemos ofrecerles un lugar mejor. Imagínate a ti mismo como una casa, con una fachada, una superficie, la distribución de sus habitaciones, la decoración, el mobiliario, etc. Si la cuidas y te preocupas por que sea cómoda, cálida y práctica, no solo tú te sentirás a gusto, sino que tus invitados también disfrutarán encantados de su ambiente. Es tu hogar y debes sentirte cómodo y seguro en él. Y cuanto mejor te ocupes de él, mejor para los que te rodean: se sentirán mejor recibidos y más en confianza. Lo mismo ocurre con la relación que tienes contigo mismo: tienes que cuidarla con regularidad. Es la calidad de este amor lo que te permitirá encontrar el equilibro y la felicidad en la vida. Y para lograrlo, tú eres tu mejor aliado.

¿POR QUÉ TANTO ODIO?

¿QUÉ RELACIÓN TIENES CONTIGO MISMO?

Tendemos a afirmar que los adultos que se sienten incómodos consigo mismos fueron menospreciados de pequeños. Aunque esto se da bastante a menudo, no hay que olvidar que el origen de este malestar depende de cada individuo. Todos somos personas complejas con una historia y una sensibilidad únicas. Reproches constantes, abandono, duelos, traumas diversos... no siempre es fácil determinar de dónde procede este malestar, pero sus patrones están firmemente arraigados. En este libro nos interesaremos por los malos hábitos que podemos tener en la vida diaria y ofreceremos un punto de vista y una serie de actitudes que te ayudarán a mirarte de manera más condescendiente.

ENCONTRAR LA FUENTE DEL PROBLEMA

Rebuscar en nuestro pasado puede resultar útil. No para culpar a tu entorno familiar, sino para comprender mejor cómo se ha instalado este mecanismo en tu interior. Si sientes que necesitas analizar tu pasado o simplemente hablar de él, hoy en día existen distintas terapias que pueden ayudarte. No dudes en informarte para encontrar la que mejor te convenga. La ayuda de un profesional puede ser de gran apoyo.

Una mala autoimagen puede generar un gran sufrimiento, y esto se debe sobre todo al hecho de que no le prestamos mucha atención a nuestras necesidades ni a nuestros deseos, ni tampoco a los mensajes que nos envía nuestro cuerpo. A menudo es difícil poner en tela de juicio las creencias que hemos construido sobre nosotros mismos.

Por tanto, y en primer lugar, es importante observarse para determinar la calidad de la relación que mantenemos con nosotros mismos.

<u>**TEST**</u>

Si respondes afirmativamente a al menos 4 de las siguientes 21 frases, es hora de pasar a la acción.

- A menudo tengo la impresión de que los demás se las arreglan mejor que yo.
- Me reprocho muchas veces lo mismo.
- La vergüenza es un sentimiento que me resulta familiar.
- A menudo me echan en cara que no diga «te quiero».
- Aunque no siempre lo manifieste, me pongo celoso/a con facilidad.
- Muchas veces no hago algo porque no me atrevo.
- Me siento incómodo/a cuando me hacen un cumplido.
- Creo que nunca me hacen cumplidos.
- Hace mucho que no me siento satisfecho/a.
- Soy sensible a las críticas o huyo de ellas.
- A menudo me siento triste cuando pienso en las cosas que no he logrado.

- Puedo enumerar fácilmente cinco cosas que no consigo hacer bien.
- No puedo decir que sea atractivo/a.
- Me cuesta presentarme a mí mismo/a, ya sea oralmente o por escrito.
- A veces tengo la impresión de que no puedo avanzar más, pero no logro explicar exactamente qué me lo impide.
- No me gusta demasiado recibir a gente en casa, me resulta especialmente estresante.
- En general, tengo miedo a lo que puedan pensar de mí.
- Me persiguen recuerdos desagradables y no logro pasar página.
- No puedo decir que se me dé especialmente bien algo.
- Me siento especialmente angustiado/a cuando tengo que enfrentarme a la mirada de los demás.
- Me cuesta estar tranquilo en el ámbito amoroso. Me da miedo que mi pareja me deje. Pienso en ello a menudo.

UNA VISIÓN EXCLUSIVAMENTE PESIMISTA

A menudo, una mala imagen de uno mismo se manifiesta por la costumbre de señalar solo los errores. Sin embargo, no podemos evolucionar positivamente si no reconocemos que tenemos un cierto valor. Reconocer tus fracasos o cualquier otro aspecto desagradable de ti mismo solo es positivo si también aceptas que tienes cualidades, ya que son estas las que te permitirán aprender y mejorarte a ti mismo.

Es más que posible reconocer nuestros defectos sin desvalorizarnos; lo que es perjudicial es definirnos únicamente por nuestras imperfecciones. Al hacerlo, no solo demostramos una visión despectiva sino también terriblemente limitada. Una persona que solo se describe con palabras negativas se denigra y se maltrata y, a fuerza de hacerlo, ya no logra existir de otra forma.

A alguien que no se quiere lo suficiente a sí mismo le costará confesar sus puntos fuertes y sus triunfos, de la misma manera que le resultará difícil escuchar los comentarios positivos de los que le rodean.

> «No me gusta mucho recibir cumplidos, y menos aún que me los hagan. Hace que me sienta incómodo. De hecho, lo que más miedo me da es dormirme en los laureles y decirme a mí mismo que ya no tengo que esforzarme más». Jérémy, 31 años.

Cada uno de nosotros se muestra más o menos cómodo ante los cumplidos. Pero cuanta menos importancia nos demos, más difícil será aceptar que los que nos rodean nos valoren. El malestar será tan grande que pensaremos que no merecemos esos comentarios, y preferiremos ignorarlos o desprestigiarlos. Sin embargo, si sabemos cómo recibirlos, los cumplidos son fuente tanto de ánimo como de apoyo.

Al contrario, y siguiendo esta misma lógica, las críticas negativas serán mucho más fáciles de escuchar y parecerán mucho más justificadas por el mero hecho de que confirman lo que ya pensamos de nosotros mismos. Al creer que los demás solo pueden ofrecernos reproches, acabamos por mirarlos de la misma manera que nos miramos a nosotros mismos, es decir, de forma desvalorizante. En este caso, la mirada de los demás se convierte en algo temible, y por tanto nos cuesta valorar a alguien sin denigrarnos a nosotros mismos. Las cualidades de los demás se convertirán en aquellas que no tenemos.

Una persona con una buena imagen de sí misma acepta de buen grado los cumplidos porque es capaz de reconocer que se los merece. También podrá recibir críticas sin por ello cuestionarse a sí misma de arriba abajo, porque es consciente de lo que vale. Cuando le llegue su turno, expresará su admiración con mucho gusto y sin sentirse inferior.

Ser demasiado exigente y poner el listón demasiado alto son comportamientos que observamos con frecuencia en personas que no saben reconocer sus capacidades y su valía. Están convencidas de que no son lo suficientemente buenas, de que no hacen lo suficiente, de que no tienen lo suficiente, etc.

Al cerrar los ojos ante sus logros, Jérémy se priva de sentir satisfacción. Concentrarse únicamente en los esfuerzos que aún tenemos que desplegar puede parecer estimulante en un primer momento, porque supone un desafío y nos pone en una actitud de conquista. Sin embargo, a largo plazo, la sensación de no hacer las cosas nunca lo suficientemente bien termina por ser predominante. Jérémy corre el riesgo de llegar a la extenuación si rechaza felicitarse por sus esfuerzos y si hace oídos sordos a los comentarios de ánimo que le llegan del exterior.

No es de extrañar que, a fuerza de reproducir una y otra vez estos esquemas, acabemos sintiéndonos relativamente a gusto en ellos, simplemente porque no conocemos otra cosa. Sin embargo, la insatisfacción es un pésimo motor, y para avanzar es mucho más sano y eficaz encontrar motivaciones positivas.

Autorizarnos a nosotros mismos a existir únicamente a través de nuestros defectos y de nuestros fracasos lleva a una forma de sabotaje. No solo significa autoimponerse un gran sufrimiento, sino también darle la espalda a los deseos y privarse de muchos placeres.

A fuerza de centrarse en sus aspectos negativos, una persona que tiene una mala imagen de sí misma tenderá a percibir solo el lado negativo de la vida. Apenas vivirá en el presente y se encontrará siempre en la aprensión del futuro o en la amargura y los remordimientos del pasado. A menudo se dice que la clave de la felicidad está en nuestro interior y en el instante presente. Maltratarnos de esta manera hace que seamos realmente infelices.

COMPLEJOS E IDEAS FIJAS

La autoestima y la autoconfianza se ven muy comprometidas cuando solo nos definimos por nuestros defectos. Esto crea un terreno particularmente favorable a los complejos. En vez de concentrarse en los aspectos negativos, alguien que tiene una mala relación consigo mismo tenderá a menudo a inventarse defectos o a darles una importancia desmesurada.

> «Nunca me ha gustado realmente mi apariencia. Desde la adolescencia, me fijaba sobre todo en mi nariz. Temía las fotografías y era capaz de torturarme durante horas y horas delante del espejo para saber qué perfil y qué ángulo serían menos catastróficos. Todo giraba en torno a una nariz que me parecía demasiado grande y antiestética. Estar en público era cada vez más difícil. Debido a una pérdida especialmente dolorosa, acudí a una consulta con un psicoterapeuta. Pronto nos dimos cuenta de que mi nariz no era el verdadero problema. Lo veía como una patología que me impedía acceder a todo lo que deseaba (amigos, pareja, un trabajo gratificante, etc.). Le había dado demasiada importancia a mi nariz, considerándola un obstáculo insalvable. Me di cuenta de que lo que me privaba de muchas cosas bonitas no era mi nariz, sino yo misma.
> Sigo trabajando sobre la mala imagen que tengo de mí misma, y creo que me llevará un tiempo. Sigue sin gustarme mi nariz, pero ya no la miro de la misma manera». Tania, 26 años.

Como dice Tania al final de su testimonio, es cuestión de percepción. Para apreciarnos mejor, es importante vernos como un todo en vez de dejar que una parte de nosotros nos defina, sobre todo si la odiamos. En esta visión global es donde podemos percibir la armonía. Es algo especialmente evidente cuando se trata de complejos físicos que llevan a aislar una parte de nuestra apariencia, pero también ocurre con otros ámbitos, como el de las capacidades intelectuales o físicas.

Mientras que algunos se fijan en un defecto y centran en este todo su sufrimiento, como Tania, otros tienen una visión globalmente negativa de sí mismos, tanto de su físico como de su personalidad. De forma natural, están convencidos de no ser interesantes, pero no logran señalar un aspecto concreto o un ámbito particular.

> «Tenía la impresión de que los que me rodeaban estaban cansados de mí, pensaba que esto se debía simplemente a que no era interesante. De hecho, estaba convencida de ello, hasta el punto de que me estresaba estar con mis propios amigos y me atormentaba con el fin de encontrar actividades y temas de conversación interesantes para no aburrirlos. Un domingo, un par de amigos se presentaron en mi casa sin avisarme. Sorprendida, lo primero que les dije fue: "¿por qué estáis aquí?". El pánico se empezó a apoderar de mí. Cuando me respondieron "Simplemente teníamos ganas de verte", tuve una revelación. Quizás me pueden querer simplemente por lo que soy». Lauren, 53 años.

Las convicciones que tenemos sobre nosotros mismos son puntos de referencia que se encuentran bien asentados y que casi nunca cuestionamos. Aunque algunas son muy sanas (merezco ser querido/a, por ejemplo), otras son altamente tóxicas. Lauren necesitó un detonante para cuestionar la tenaz idea que tenía de no ser interesante para los demás.

Solemos imaginar a una persona que no se quiere a sí misma como alguien con una falta de autoconfianza y que, como Lauren, estaría dispuesto a cualquier cosa para agradar a los demás. Pero el caso contrario también es probable: el orgullo puede actuar como una coraza. Aunque no es una actitud demasiado agradable para los demás, puede que sea la única solución que encontramos para proteger una imagen frágil. Debes saber que no hay comportamientos mejores que otros y que, frente nuestras heridas, todos lo hacemos lo mejor que podemos. Lo más común es que oscilemos entre las dos.

> «Creo que casi me había vuelto agresivo. Estaba convencido de que no tenía suficientes cualidades para resultar atractivo, por lo que me volvía desagradable en cuanto me encontraba con una mujer. Tenía ganas de agradar y al mismo tiempo me sentía completamente incapaz de hacerlo. Por eso, prefería mostrarme hiriente. Pensaba que mi relación con las mujeres a las que conocía nunca iría a más, por lo que ni siquiera me daba cuenta de hasta qué punto me había convertido en alguien desagradable. De hecho, acusaba a estas mujeres de preferir hombres más atractivos, más altos y más cultos. Con este comportamiento, además de aislarme, he debido hacerle daño a algunas personas». Sylvain, 38 años.

Sylvain proyectaba la mala imagen que tenía de sí mismo en los demás. Por una parte, estaba convencido de que no estaba a la altura y, por otra, le reprochaba a esas mujeres no saber apreciarlo. Por miedo al rechazo, se mostraba antipático de entrada y cerraba las puertas a una posible relación. Sylvain y Lauren habían acabado construyendo una barrera entre ellos y los demás.

ANGUSTIAS Y BLOQUEOS

Una mala autoimagen es un terreno fértil para que crezca la angustia. Nos convertimos en nuestro peor enemigo y, al enmascarar nuestras cualidades, nos privamos de una valiosa capacidad para afrontar los obstáculos. El miedo puede ser insuperable cuando no tenemos suficiente confianza en nosotros mismos. El que domine nuestro comportamiento y nos impida avanzar suele ser un signo de que no tenemos acceso a los recursos que nos permiten superarlo.

> «Siempre me ha estresado mucho hablar en público. Vivía con ello. Tenía que hacer presentaciones con regularidad para mi trabajo y lo consideraba como un mal trago que había que atravesar. Solo que un día no fui físicamente capaz de hacerlo. Empecé a sentirme mareado, no entendía lo que me pasaba. Se convirtió en algo realmente incapacitante y empecé a informarme sobre todo aquello que podía ayudarme. Nunca me tentó acudir a terapia y preferí inclinarme por la sofrología, que me ayudó mucho. Mientras que antes de mis mareos me enfrentaba a estas presentaciones apretando los dientes, actualmente disfruto de ellas. Estoy mucho más concentrado, creo que soy más eficaz y, sobre todo, ya no me da miedo derrumbarme. Tengo más confianza en mí mismo, y eso me permite sentirme más capaz y más fuerte». Fabio, 42 años.

Aunque estas situaciones pueden ser tan incapacitantes como impactantes, la buena noticia es que te advierten de un problema más profundo que puedes solucionar. Fabio no tenía más remedio que cuidarse a sí mismo. Su iniciativa le ha aportado más de lo que deseaba en un principio: le ha hecho descubrir capacidades que ignoraba. Ahora le divierte hacer algo que antes temía: ha ganado autoconfianza.

A menudo, atravesar un momento duro nos hace tener que emplear nuestros propios recursos. Si no tienes un mínimo de empatía contigo mismo, es posible que te hundas a toda velocidad en un profundo malestar.

«Tras la inesperada muerte de mi marido poco después de nuestra boda, caí en una depresión. Estaba destrozada y carecía de puntos de referencia. Había perdido el gusto por las cosas, estaba complemente apática. Los que me rodeaban acabaron por comentarme que estaban preocupados. El duelo conlleva inevitablemente sufrimiento, pero no se trataba de eso. Apenas vivía. Creo que estaba profundamente convencida de que me había abandonado porque no merecía la pena, porque era monstruosa, pero no era capaz de expresarlo en palabras. Para mí, se trataba de algo evidente. No me di cuenta hasta hace poco de la violencia que albergaban estos pensamientos. El inmenso dolor que me provocaba esta pérdida unido a las heridas que yo misma me infligía me habían destruido. Necesité ayuda y mucho tiempo para dejar de culparme y vivir mi duelo de forma más sana». Cécile, 46 años.

Recuperar el equilibrio después de un duro trance precisa de muchísima energía, y solo podemos lograrlo con gran paciencia e indulgencia. La autoconfianza y la autoestima son recursos muy valiosos para conseguirlo.

En el día a día, podemos vivir en armonía con nosotros mismos y con los demás queriéndonos un poco más y un poco mejor. ¡Es algo que se aprende y se cuida!

MÉTODO Y ASTUCIAS

TÚ ERES TU MEJOR ALIADO

¿Qué lugar otorgarle a tu entorno?

Compararse constantemente con los demás no es una buena idea. Pero es bueno tener en cuenta que su opinión no siempre es hostil, y que puede ser muy reconfortante. No es aconsejable burlarse de la forma en la que los demás nos ven, sino que conviene prestar atención tanto a las críticas negativas como a las positivas, evitando interpretar en demasía las palabras que escuchamos. Por tanto, no dudes en aceptar un cumplido y no tengas miedo a escuchar las críticas. Aunque te parezcan justas, no son más que una herramienta que se te ofrece para que mejores. No estás sometido a la opinión de los demás. Eres tú mismo el que eliges el valor que le das a los comentarios sobre tu persona. Así que no dudes en hacer tu propia selección de entre lo que escuchas.

Es probable que recuerdes las palabras que te han hecho daño. ¿Pero puedes acordarte de las reflexiones desagradables que no te afectaron simplemente porque no te las tomaste como algo personal, sino que las atribuiste al cansancio, a la ira o al malestar de tu interlocutor?

EJERCICIO

Rebusca en tu memoria.

Instálate en un lugar tranquilo y colócate en una posición cómoda. Tómate el tiempo que necesites para relajarte respirando profundamente y deja fluir tus pensamientos.

Ahora, piensa en un comentario o en un cumplido que te haya sentado bien. Presta atención a cómo te sientes al recordar ese momento y presta atención a la satisfacción que te ha hecho sentir. Incluso puedes notar físicamente esa sensación agradable.

No dudes en repetir el ejercicio en cuanto lo necesites. ¡Los buenos recuerdos son una fantástica fuente de apoyo!

También puedes pensar en algo que hayas logrado con éxito, concentrándote siempre en la sensación que te provocó. Este ejercicio te ayudará a valorar de otra forma la opinión de los demás.

CONSEJO

Los que te rodean también pueden ser una buena fuente de inspiración. En una situación que te molesta y de la que no logras salir, puedes preguntarte lo siguiente: «¿cómo la contemplaría tal persona? ¿cómo actuaría?», porque crees que lo solucionaría mejor que tú. No se trata de pensar que alguien es más hábil que tú, sino más bien de inspirarte en los puntos fuertes de los demás para ayudarte a ti mismo. No dudes en pedirle consejo a la persona en cuestión. La mayoría de las veces, ser preguntado resulta gratificante.

En lugar de que tu entorno se convierta en el origen de tus celos o de tus complejos, tienes que percibirlo como una fuente de riqueza. ¡Y viceversa! Cuando seas consciente de tus capacidades, podrás conseguir que los demás también disfruten de ellas.

¿Cómo establecer un diálogo positivo contigo mismo?

A menudo somos nuestro peor enemigo, puesto que nos hablamos de forma negativa y nos maltratamos. Por tanto, es importante detectar los pensamientos negativos en un primer tiempo.

No se trata de un ejercicio fácil, menos aún si se trata de una costumbre bien enraizada, ya que los reproches que nos hacemos a nosotros mismos no siempre se manifiestan directamente en forma de palabras, sino que pueden surgir como sensaciones desagradables.

El objetivo es lograr cambiar nuestra percepción de las cosas, y la mejor manera de conseguirlo pasa por plantearse diversas preguntas. Ve en busca de ti mismo analizando todo lo posible tus sentimientos. Ante cada reflexión negativa, no dudes en preguntarte si está justificada. Aunque puede parecerte evidente que te oirás a ti mismo diciendo «no valgo para nada», verás cómo, al preguntarte por qué, no encontrarás necesariamente una respuesta inmediata ni un argumento válido. Si se trata de una sensación desagradable, intenta describirla. Las palabras tienen mucha importancia: existe una gran diferencia entre «no valgo para nada» y «tengo la sensación de que no valgo para nada».

Asimismo, pregúntate si utilizarías estas mismas palabras para dirigirte a otra persona y cómo le sentarían. Por ejemplo, ¿podrías decirle a tu hermana «eres una inútil» sin hacerle daño? Sería violento e injusto. Al repetírtelo constantemente, ¿no estás ejerciendo un tipo de violencia contra ti mismo? El poder de las palabras está más que demostrado: algunas nos afectan más que otras y pueden provocarnos sentimientos tan variados como intensos. Por tanto, no subestimes el valor de las que te diriges a ti mismo.

También tienes que acostumbrarte a preguntarte sobre los aspectos positivos. Formula con el mayor detalle posible lo que sientes y consideras que es agradable de tu persona. Toma nota. Se puede sacar algo bueno de cada situación. Es completamente normal que esto te parezca artificial al principio. En general, tenemos tendencia a fijarnos exclusivamente en los defectos y en los fracasos, pero con un poco de práctica conseguirás ver los aspectos positivos. Estos te ayudarán a encontrar fuerza y verás de manera natural que lo que te frena son los reproches.

<u>**Ejercicio 1: obsérvate**</u>

Piensa en una situación concreta que te plantee un problema o en la que te encuentres incómodo.

Ponte en la piel de un etnólogo que se encuentra ante un desconocido —que serías tú—. Sientes curiosidad y empatía por la persona que está ante ti y, como buen observador, no la juzgas. Contemplas a un ser humano del que intentas detectar un máximo de facetas sin ocuparte de qué es bueno y qué es malo. Te preocupas por lo que le hace sufrir y te muestras entusiasta ante sus capacidades y su unicidad. ¿Qué ves? Imagina lo que podrías decirle, las preguntas que te gustaría plantearle, los consejos que te gustaría darle, etc.

<u>**Ejercicio 2: Encuentra las palabras**</u>

Plantéate las preguntas adecuadas, evitando todo lo posible las negaciones y los términos peyorativos. Esto podría parecerte un poco burdo y falto de naturalidad, pero lo importante es adquirir nuevos hábitos.

- «¿Qué no va bien hoy?» se convierte en «¿Qué va bien hoy?»
- «¿Qué echo en falta?» se convierte en «¿Qué tengo?»
- «¿Qué no me ha gustado?» se convierte en «¿Qué he apreciado?»
- «¿Qué he perdido?» se convierte en «¿Qué he obtenido/ganado?»

Para ayudarte a avanzar en este nuevo camino, también necesitarás eslóganes. Algunas palabras tienen la capacidad de afectarnos más que otras y tenderán a darnos más fuerzas. La dificultad residirá en elegir la fórmula adecuada. Como fuente de inspiración, puedes recurrir a los recuerdos que se te han venido a la cabeza realizando el ejercicio del capítulo anterior. También puedes pensar en las palabras que te gustaría escuchar, como «eres un buen tipo», «eres una buena persona», «eres capaz de lograr grandes cosas», «eres una persona fantástica y extraordinaria». Haz frases simples y eficaces, sin negaciones.

Incluso si no estás acostumbrado, no tiene que darte miedo halagarte. No le haces daño a nadie, ¡al contrario! Incluso te sentirás mejor. Repite varias veces tu eslogan y, si puedes, hazlo en voz alta. Practica regularmente este ejercicio, te dará energía y confianza en ti mismo.

Cuando te sientas desolado por una circunstancia difícil o por un mal recuerdo y no seas capaz de pensar en otra cosa, intenta cambiar la percepción. Haz todo lo que esté en tus manos para romper la cadena de reproches que te dedicas a ti mismo («evidentemente, estas cosas solo me pasan a mí», «soy tonto, no debería haber dicho eso», «ni siquiera he conseguido...», etc.) tomando distancia. Para ello, imagínate que dentro de diez años cuentas lo que te ha pasado. También puedes imaginarte que otra persona está contando esta misma historia en tu lugar, o que a un personaje de una película le sucede lo mismo. Verás que lo que hace poco te parecía imposible de superar no es para tanto.

No dudes en valerte del humor intentando verte con indulgencia. Reírse de uno mismo, siempre que se haga con buenas intenciones, permite quitarle hierro a muchas situaciones. Piensa en esos humoristas que denuncian las excentricidades de la gente sin dejar de ser agradables.

Cuando te enfrentes a pensamientos negativos, también puedes preguntarte... ¿es realmente tan grave? ¿Es realmente tan importante?

AUTOCONFIANZA: ¡PONTE A PRUEBA!

No podemos enfrentarnos a nuestros miedos sin un mínimo de tolerancia y de condescendencia para con nosotros mismos. Más que encargarte de ti mismo, tienes que motivarte a ti mismo. Cuida del niño que vive en tu interior, protégelo y guíalo. Demostrando tolerancia y paciencia podrás ayudarle a atravesar los momentos difíciles que la vida le tiene reservados.

Es importante precisar que existe una sola escala de valores relativa a los obstáculos que te pone la vida: la nuestra. Lo más importante es no juzgar nuestros propios temores. Podemos perder los estribos por culpa de un pinchazo y, a la vez, saltar en paracaídas sin pensárnoslo dos veces. Lo que cuenta no es la situación en sí misma (por ejemplo: «No he dormido solo de pensar que tenía que ponerme hoy una vacuna») sino lo que representa para ti («Me angustia muchísimo la idea de tener una aguja en mi brazo, es todo un trance para mí»). Cada uno de nosotros tiene su propia manera de entender el mundo que le rodea y no todos nos enfrentamos a las mismas dificultades. De nada sirve culparte («No es más que una agujita, es ridículo estar temblando como estoy, ¡ya no soy un crío!»). Esta actitud no te ayudará. De la misma manera que no todos somos iguales ante el dolor, cada persona tiene su propia sensibilidad y hay que respetarla.

Si el miedo te hace evitar experiencias que podrían gustarte o hacer que te sientas valorado (por ejemplo: «Hace mucho calor, pero no voy a bañarme porque no quiero que los demás me vean en bañador, me da miedo que me miren. Sin embargo, con este tiempo sería agradable ir a nadar» o «No voy a aceptar pronunciar esta conferencia porque me da miedo no ser capaz de hablar en público; sin embargo, me gustaría compartir mi experiencia y es para mí un honor que se hayan puesto en contacto conmigo»), es muy posible que necesites contemplarte con más condescendencia. Es completamente normal tener miedo y lo que necesitas para avanzar es una buena dosis de confianza.

Comienza por aceptar este sentimiento. No necesitas encontrar una razón válida para ello. Te da miedo y necesitas que te tranquilicen. Puede que efectivamente no estés preparado para enfrentarte a tus temores, pero no digas que nunca lo conseguirás. Más bien, dite a ti mismo que no puedes por ahora, pero que un día podrás. No renuncies a una experiencia por estos motivos, y avanza a tu ritmo. Lo más importante es que anotes cada pequeño triunfo y que no dudes en sentirte orgulloso por haber conseguido salvar obstáculos, incluso si parecen poco importantes. No olvides que para ser valiente primero hay que sentir miedo.

La buena noticia es que cuanto más te enfrentes a estas emociones, sean las que sean, más confianza en ti mismo ganarás. Cuanto más consciente seas de estos triunfos, más te querrás a ti mismo. Y cuanto más te felicites por tu valentía, mejor avanzarás.

Este círculo virtuoso nace del respeto y de la condescendencia que tendrás contigo mismo.

EJERCICIO

Tómate un momento para concentrarte única y exclusivamente en tus deseos. Es importante hacer una pausa en las batallas que libras contigo mismo para volverte a centrar en lo que realmente te apetece. Durante este momento, tus miedos y tus supuestas limitaciones no existen y estás relajado.

Piensa en algo que tengas ganas de hacer. Por ejemplo: «Siempre he querido saber cantar».

Visualiza el placer que puedes sentir y los beneficios que puedes sacar de esta actividad. Concéntrate en ello y no dudes en darle rienda suelta a tu imaginación.

A continuación, pregúntate qué puedes hacer para lograrlo. Por ejemplo: «Puedo apuntarme a clases de canto».

Ahora sabes qué es lo que tienes que hacer para darte un gusto.

Si algo te lo impide, intenta identificar el problema y trata de aportar una solución. Por ejemplo: «No logro sacar tiempo para ir a clase, que es lo que tengo ganas de hacer. Pero puedo intentar adaptar mi horario para hacerle un hueco».

El que no encuentres una solución que te permita disfrutar de esta experiencia que tanto te atrae probablemente se deba a que te frenas a ti mismo. Intenta saber por qué te privas de una buena experiencia. ¿De qué tienes miedo? Por ejemplo: «Me da miedo quedar en ridículo». «Temo no conseguirlo». «Me da miedo ser mediocre».

Seguidamente, pregúntate si se trata de un buen motivo para abandonar ese proyecto que tanto te importa. Intenta identificar lo mejor posible tus reticencias para poder aprovechar lo que has visualizado al inicio del ejercicio.

Anímate a intentarlo. Es completamente normal tener miedo.

Cuando estés listo, ¡lánzate a ello! Podrá ser un motivo de disfrute y de orgullo.

El miedo que sientes antes de lanzarte al agua es totalmente normal. No te culpes por ello. Necesitas apoyo y no reproches para disipar tus preocupaciones. No pienses que tu empatía te impedirá enfrentarte a lo que temes, sino más bien al contrario.

También es importante evitar todo lo posible construir nuestros proyectos en base a angustias (por ejemplo: «No iré a la India, mi miedo a volar me lo impedirá. De nada sirve soñar con ello»). Sueña sin límites y no tengas miedo a proyectarte en las situaciones que actualmente te parecen fuera de tu alcance («Me gustaría ir a la India porque es un país que me atrae mucho, ya me veo allí…»). Aprovecha todas las sensaciones agradables de tus sueños, imagina todo lo que te hará sentirte bien. Tienes que sentir que tu mente es libre.

¿CÓMO MANTENER UNA BUENA IMAGEN DE MÍ MISMO?

Tenemos que cuidar nuestra relación con nosotros mismos. Retomando la metáfora de la casa, podemos decir que solo al cuidar de tu hogar podrás sentirte mejor. Solo este te hará más fuerte y seguro. Somos mucho más ricos de lo que creemos, y puedes disfrutar mucho explorándolo. Hay habitaciones en las que aún no has entrado nunca, pasadizos secretos, pasillos que nunca has atravesado. No eres consciente de todo lo que tú mismo puedes ofrecerte.

BUSCA AQUELLO QUE TE HACE DISFRUTAR

Tomarás el buen camino al decantarte por tus deseos y concentrarte en lo que te hace disfrutar. Sin embargo, no siempre es fácil identificarlos. Por lo tanto, haz el esfuerzo de preguntarte a ti mismo siempre que puedas qué te apetece realmente y qué te haría feliz. ¡Permítete disfrutar de lo que te hace sentirte bien!

Para ello, es importante que estés convencido de que te lo mereces. Puedes repetírtelo todas las veces que sea posible. Centrarte en lo que te gusta te da un objetivo, y todo lo que te impide alcanzarlo es cuestionable. Podemos ser muy creativos cuando se trata de ponernos piedras en el camino.

Si decides lanzarte a una nueva actividad, hazlo concentrándote en lo que te aporta y no pensando en tener éxito. Tu único objetivo es el placer que sientes al realizarla y lo que te permite aprender, sin preocuparte por saber si estarás a la altura.

No dudes en explorar otros mundos. Habla con los demás, viaja, practica un nuevo deporte, lee cosas nuevas, escucha otro tipo de música, etc., concentrándote siempre en lo que te hace disfrutar. Esto abrirá tu mente y te permitirá aprender más sobre ti mismo. ¡Siéntete libre!

Cambiar tus costumbres también es una buena forma de evadirte. Puedes incluso modificar pequeñas cosas, como hacer la compra en una tienda distinta, variar tu trayecto al trabajo, escuchar otra emisora de radio, probar una nueva receta o incluso ver un espectáculo al que no estás acostumbrado a acudir. Ábrete al mundo y a todas sus posibilidades.

MANTENTE A LA ESCUCHA

Préstale atención tanto a lo que te hace disfrutar como a lo que te hace sufrir, y escúchate a ti mismo todo lo posible. Para ello, todas las actividades que invitan a soltar amarras son bienvenidas (los ejercicios de respiración o de relajación, el deporte, las actividades creativas, etc.).

El sector del bienestar y del desarrollo personal está en pleno auge hoy en día. Cuidar de tu cuerpo te ayudará a sentirte mejor (hacer ejercicio, cuidarte, recibir masajes, comer sano, etc.). Prestarle atención a tu cuerpo y a los mensajes que te envía te ofrecerá sensaciones agradables y te ayudará a mostrarte más a la escucha. Solo tú sabes lo que es bueno para ti, por lo que es importante mostrarte atento a tus sentimientos y a tus sensaciones, puesto que son estos los que te indicarán el camino que has de seguir. Al escucharte podrás sentirte satisfecho con más facilidad. La buena noticia es que este trabajo sobre ti mismo, que puede parecer complicado, te aportará muchos beneficios de los que enseguida podrás sacar partido. ¡Y eso es algo que vale realmente la pena!

No dudes en practicar con regularidad los ejercicios que te hayan parecido eficaces. Después, podrás inventar otros que encajen mejor contigo.

PRÉSTATE ATENCIÓN

Nuestra percepción y nuestras necesidades evolucionan constantemente, y debemos adaptarnos a ellas. Siempre te surgirán dudas y tendrás que enfrentarte a situaciones desagradables, por lo que en esos momentos lo importante es que recuerdes que:

- es algo pasajero;
- cambias constantemente y que los obstáculos siempre son una oportunidad para mejorar;
- no sirve de nada autoculpabilizarte;
- lo haces lo mejor que puedes;
- eres humano.

Tampoco olvides los efectos benéficos que ofrecen los ánimos, y evita todo lo posible hacerte reproches. Son piedras que lanzas a tu propio tejado.

No dudes en hacer una lista con las cosas que te revitalizan. Al final de un mal día o cuando atraviesas un periodo difícil, sumérgete en ellas. Si tomas un buen baño caliente, por ejemplo, te sentirás más tranquilo y probablemente tendrás las ideas más claras. A menudo las cosas simples son las que mejor nos sientan, por lo que no hay que privarse de ellas.

Hablar y conversar te ayudará a ver con perspectiva las situaciones que te resultan dolorosas. Una mirada distinta nunca viene mal. Intenta estar lo mejor acompañado posible favoreciendo relaciones condescendientes y evitando al máximo las que te sean perjudiciales.

ÚLTIMOS CONSEJOS

¿CÓMO CUIDAR LA AUTOESTIMA RECOBRADA?

- Intenta siempre sentirte bien, de la mejor manera posible.
- Sal al encuentro de aquello con lo que disfrutas. Haz proyectos, siéntete libre de explorar lo que te apetezca hacer. Redactar una lista puede resultar útil.
- No olvides que tienes derecho a ser feliz y a sentirte querido.
- Anímate cuando sientas que lo necesitas con palabras que te hagan sentir bien.
- Cuando hagas balance de tu día, pregúntate siempre qué ha ido bien y con qué estás satisfecho.
- Guarda cuidadosamente en la memoria los recuerdos que te hacen sentir feliz, satisfecho y seguro de ti mismo.
- Muéstrate atento con los demás y con su indulgencia, y no tengas miedo de manifestar el interés que sientes por ellos.
- Realiza una selección de entre los comentarios que escuches y quédate con los que consideres constructivos.
- Elige lo mejor posible a los que te rodean.
- Intenta tomar perspectiva cuando te embarguen sensaciones/recuerdos desagradables.
- Sé paciente con tus momentos de duda.
- Muéstrate atento a tus sentimientos y escúchate a ti mismo sin juzgarte.
- Favorece los momentos de relajación y concéntrate en el presente.
- Cuida tu cuerpo y el lugar en el que vives.

- Tómate tiempo para reconocer tus triunfos, tanto pequeños como grandes.
- Felicítate por lo que has logrado.

PARA IR MÁS ALLÁ

FUENTES BIBLIOGRÁFICAS

- André, Christophe. 2009. *Imparfaits, libres et heureux. Pratique de l'estime de soi*. París: Odile Jacob.
- André, Christophe y François Lelord. 2008. *L'estime de soi. S'aimer pour mieux vivre avec les autres*. París: Odile Jacob.
- Branch, Rhena, Monique Richter y Rob Willson. 2015. *L'estime de soi pour les Nuls*. París: First.
- Fanget, Frédéric. 2006. *Oser. Thérapie de la confiance en soi*. París: Odile Jacob.
- Fennell, Mélanie. 2013. *Surmonter la faible estime de soi*. París: Dunod.
- Poletti, Rosette, Barbara Dobbs y Jean Augagneur. 2015. *Petit cahier d'exercices d'estime de soi*. Saint-Julien-en-Genevois: Jouvence.
- Protassieff, Sylvie. 2015. *Et si je m'aimais enfin! Estime de soi mode d'emploi*. París: Eyrolles.
- Ras, Patrice. 2013. *Estime de soi, confiance en soi, amour de soi: les trois piliers du succès*. Saint-Julien-en-Genevois: Jouvence.

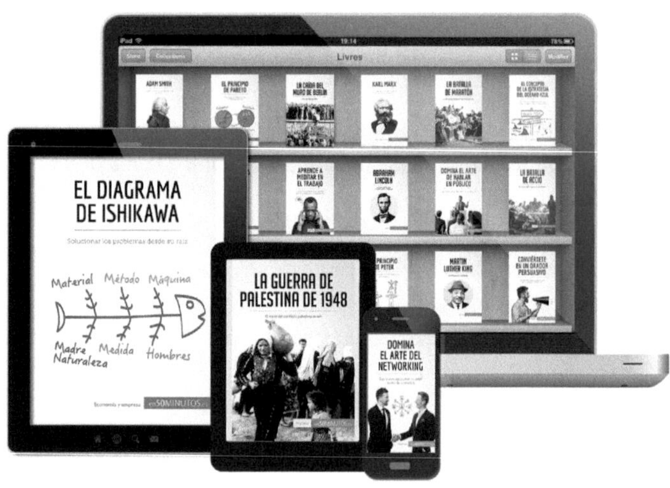

¡APRENDER
NUNCA ANTES FUE
TAN RÁPIDO!

www.en50minutos.es